BEI GRIN MACHT SICH IHR WISSEN BEZAHLT

AF154783

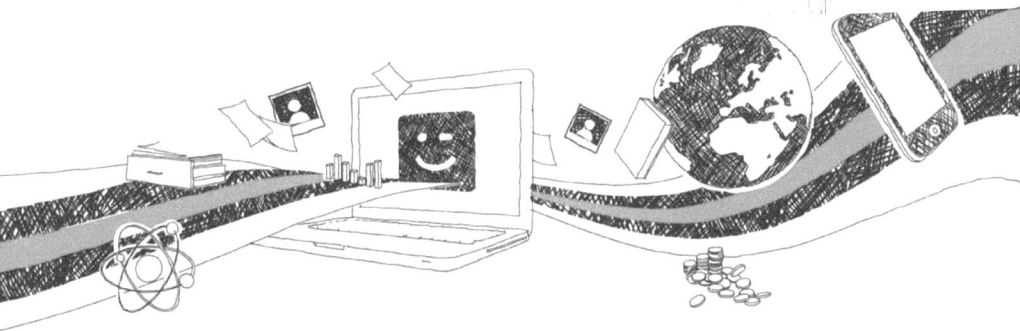

- Wir veröffentlichen Ihre Hausarbeit, Bachelor- und Masterarbeit

- Ihr eigenes eBook und Buch - weltweit in allen wichtigen Shops

- Verdienen Sie an jedem Verkauf

Jetzt bei www.GRIN.com hochladen und kostenlos publizieren

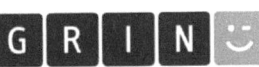

Bibliografische Information der Deutschen Nationalbibliothek:

Die Deutsche Bibliothek verzeichnet diese Publikation in der Deutschen National-
bibliografie; detaillierte bibliografische Daten sind im Internet über http://dnb.d-
nb.de/ abrufbar.

Dieses Werk sowie alle darin enthaltenen einzelnen Beiträge und Abbildungen
sind urheberrechtlich geschützt. Jede Verwertung, die nicht ausdrücklich vom
Urheberrechtsschutz zugelassen ist, bedarf der vorherigen Zustimmung des Verla-
ges. Das gilt insbesondere für Vervielfältigungen, Bearbeitungen, Übersetzungen,
Mikroverfilmungen, Auswertungen durch Datenbanken und für die Einspeicherung
und Verarbeitung in elektronische Systeme. Alle Rechte, auch die des auszugsweisen
Nachdrucks, der fotomechanischen Wiedergabe (einschließlich Mikrokopie) sowie
der Auswertung durch Datenbanken oder ähnliche Einrichtungen, vorbehalten.

Impressum:

Copyright © 2010 GRIN Verlag, Open Publishing GmbH
Druck und Bindung: Books on Demand GmbH, Norderstedt Germany
ISBN: 9783656392262

Dieses Buch bei GRIN:

http://www.grin.com/de/e-book/150335/haeusliche-gewalt-gegen-frauen-welche-
praeventions-und-interventionsmoeglichkeiten

Helena Bohlender

Häusliche Gewalt gegen Frauen - Welche Präventions- und Interventionsmöglichkeiten gibt es?

Unter besonderer Berücksichtigung des S.I.G.N.A.L. Interventionsprogramms

GRIN Verlag

GRIN - Your knowledge has value

Der GRIN Verlag publiziert seit 1998 wissenschaftliche Arbeiten von Studenten, Hochschullehrern und anderen Akademikern als eBook und gedrucktes Buch. Die Verlagswebsite www.grin.com ist die ideale Plattform zur Veröffentlichung von Hausarbeiten, Abschlussarbeiten, wissenschaftlichen Aufsätzen, Dissertationen und Fachbüchern.

Besuchen Sie uns im Internet:

http://www.grin.com/

http://www.facebook.com/grincom

http://www.twitter.com/grin_com

Hochschule Fulda

Fachbereich Pflege und Gesundheit

Häusliche Gewalt gegen Frauen.

Welche Präventions- und Interventionsmöglichkeiten gibt es unter besonderer Berücksichtigung des S.I.G.N.A.L. Interventionsprogramms?

Hausarbeit im Modul 3:

Gesundheitswissenschaftliches Arbeiten und Denken

Im Studiengang:

Gesundheitsmanagement

WS 2009/10

Ort, 13. 01. 2010

Inhaltsverzeichnis

1 Einleitung

„Als er das erste Mal ausgerastet war fiel sie so unglücklich, dass ihr Arm gebrochen war. Am nächsten Tag entschuldigte er sich reuevoll, nahm sich frei und kümmerte sich um sie und die Kinder. Sie war schockiert und gleichzeitig gerührt. Auch Jahre später, nach unzähligen Wutausbrüchen und weiteren Verletzungen hoffte sie - selbst entscheidungsunfähig - noch immer, er werde sich ändern." (Buskotte 2007: 89ff.)

In der vorliegenden Hausarbeit gehen wir der Frage nach, ob es gelingt Erkrankungen und Verletzungen ursächlich mit häuslicher Gewalt in Verbindung zu bringen.

Der erste Kontakt mit Hilfsangeboten in Form von Präventions- und Interventionsprogrammen wird für gewaltbetroffene Frauen in Einrichtungen des Gesundheitswesens hergestellt. Dies ist von besonderer Bedeutung, da neben direkten Verletzungen durch physische oder sexuelle Gewaltanwendung ein großes Dunkelfeld an indirekten Folgeerkrankungen und psychischen Störungen durch vorangegangene Gewalthandlungen anzunehmen ist.

In unserer Ausarbeitung werden Formen, Ursachen und Folgen von Gewalthandlungen beschrieben. Derzeit angewendete Präventions- und das S.I.G.N.A.L.- Interventionsprogramm stellen wir vor und hinterfragen die Wirksamkeit hinsichtlich transparenter Zuschreibungen von Gewalttat und Erkrankung.

Wir verwendeten Literatur des Robert Koch Instituts, der World Health Organisation und des Bundesministeriums für Familie, Senioren, Frauen und Jugend. Weiterführende Literatur wurde in der Hochschul- und Landesbibliothek sowie im elektronischen Zeitschriftenbestand gesichtet. Darüber hinaus haben wir in Datenbanken wie EMBASE, Medline und Cochrane Library recherchiert. Mit einer Trefferanzahl von sechs Reviews.

2   Gewalt

2.1   Definition von Gewalt

Gewalt wird als diffuses und komplexes Phänomen bezeichnet, welches sich einer genauen wissenschaftlichen Definition entzieht. Gewalt gefährdet in hohem Maße die Gesundheit von Individuen. Die Vorstellung dessen, was als Gewalthandeln angesehen wird, unterliegt kulturellen Einflüssen, Wertevorstellungen und gesellschaftlichen Normen. Sie sind einem ständigen Wandel ausgesetzt und werden von nachfolgenden Generationen neu bestimmt oder interpretiert (WHO 2003: 5).

Gewaltdefinition der Weltgesundheitsorganisation: *„Der absichtliche Gebrauch von angedrohtem oder tatsächlichem körperlichen Zwang oder physischer Macht gegen die eigene oder eine andere Person, gegen eine Gruppe oder Gemeinschaft, die entweder konkret oder mit hoher Wahrscheinlichkeit zu Verletzungen, Tod, psychischen Schäden, Fehlentwicklung oder Deprivation führt."* *(WHO 2003: 6)*

Definition von häuslicher Gewalt: Bei häuslicher Gewalt geht es um die Ausübung von Macht und Kontrolle zwischen den Beziehungspartnern. Sie umfasst alle physischen, sexuellen und psychischen Übergriffe zwischen erwachsenen Personen, die in einer früheren, derzeit bestehenden oder in Trennung befindlichen Paarbeziehung leben (Leopold 2002: 31).

Der neutrale Begriff der häuslichen Gewalt verzichtet auf geschlechtliche Zuweisungen von Täter und Opfer, da auch Männer Opfer von Konfliktlösungen durch Gewalt werden (Hagemann-White/Lenz: 2006: 46ff.). Doch in der überwiegenden Anzahl, besonders bei der engen Betrachtung von Gewaltübergriffen, wird die Gewalthandlung von Männern an Frauen verübt (Hornberg et al. 2008: 15).

Hierarchische Positionen im Geschlechterverhältnis beeinflussen Beziehungsgewalt. Zuschreibungen von eindeutig männlichen bzw. weiblichen Tätigkeiten, Handlungen und Einstellungen führen zu sozialen Konstruktionen von Mann und Frau. Der Einsatz körperlicher Gewalt dient dazu, schnell und unmissverständlich die natürliche Ordnung im Geschlechtersystem herzustellen (Lamnek et al. 2006: 24ff.).

Vor diesem Hintergrund wird Frauen das Recht auf freie Entscheidungen und körperliche Unversehrtheit abgesprochen (Brückner 1998: 10).

Der gewalttätige Mann bewegt sich außerhalb der bestehenden Rechtsordnung jedoch innerhalb der Geschlechterordnung (Meuser 2002: 56).

Untersuchungen über Entscheidungsfindungen in Partnerschaften haben ergeben, dass gleichberechtigte Beziehungspartner auch die relativ niedrigste Gewaltrate aufweisen. Trifft der Mann die Entscheidungen alleine, ist auch die Gewaltrate deutlich höher (Luedtke 2008: 60).

Gewalttätiges Handeln ist mit ungleichen Machtverhältnissen zwischen Täter und Opfer verbunden. Die stärkere Person verfügt über Mittel wie körperliche Überlegenheit oder finanzielle Ressourcen und setzt diese gegen die schwächere Person ein. Es geht um die Demonstration von Macht und die Durchsetzung eigener Interessen unter Einsatz der verfügbaren Mittel. Die physischen und psychischen Verletzungen werden dabei billigend in Kauf genommen (Brückner 1998: 19ff.).

2.2   Formen der häuslichen Gewalt

Häusliche Gewalt dient dazu Macht und Kontrolle gegenüber dem Beziehungspartner auszuüben. Die Misshandlungssysteme sind vielfältig und häufig keine einmaligen Ereignisse. Nach Heise (1999: 5f.) werden folgende Gewaltformen unterschieden:

- Unter körperlicher Gewalt werden Ohrfeigen, Faustschläge, Fußtritte, Würgen und Fesseln, Angriffe mit Gegenständen, Angriffe mit Waffen, Morddrohungen und Tötungen verstanden.
- Zur sexualisierten Gewalt zählen alle Formen der sexuellen Nötigung bis zur Vergewaltigung.
- Beispiele für psychische Gewalt sind Beleidigungen, Demütigungen und Einschüchterungen. Der Entzug von Lebensgrundlagen wie Nahrungsaufnahme oder der Entzug von Bewegungsfreiheit wie das Einsperren in Räumen werden dazu gezählt.
- Mit ökonomischer Gewalt sind Einwirkungen auf die Berufsausübung des Partners wie Zwang zur Arbeit oder Arbeitsverbot gemeint. Die alleinige Verfügungsmacht des Mannes über das Familieneinkommen führt zu finanzieller Abhängigkeit.
- Bei sozialer Gewalt kommt es zum Abbau freundschaftlicher Kontakte bis zur totalen Isolation. Diese Situation ermöglicht eine ständige Kontrolle oder Überwachung der Partnerin.

2.3   Ursachen von Gewalt

Heute vorliegende Studien können aufgrund ihrer Methodik keine eindeutige Kausalität zwischen Ursachen und Gewalthandlung herstellen. Die ermittelten Untersuchungsergebnisse lassen Zusammenhänge zwischen Risikofaktoren oder gewaltbeeinflussenden Faktoren bzw. Gewaltbetroffenheit zu (Hellbernd 2006: 23). Anhand des ökologischen Modells nach Heise (1999: 8) werden die vielfältigen Einflussfaktoren vier verschiedenen Ebenen zugeordnet. Die Bereitschaft Gewalttäter oder Gewaltopfer zu werden, hängt von Faktoren ab, die das Individuum, seine privaten Beziehungen, seine sozialen Gemeinschaften und das gesellschaftliche Klima betreffen.

Abbildung 1: Das ökologische Modell

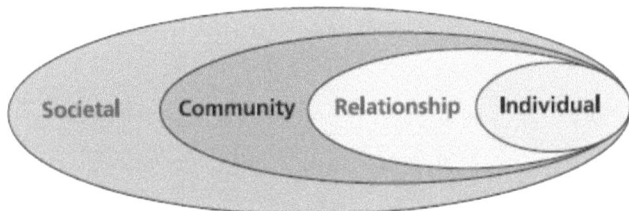

Quelle: Krug et al. 2002: 12

Die individuelle Ebene betrachtet Entwicklungsfaktoren wie persönliche Gewalterfahrungen, Gewalthandlungen zwischen den Eltern und erlernte Konfliktlösungen. Die Beziehungsebene betrachtet, wie in engen zwischenmenschlichen Beziehungen Macht verteilt und Konflikte gelöst werden. Die Ebene des sozialen Umfeldes wie zum Beispiel Freundschaft, Arbeitsplatz oder Ausbildungsstätte betrachtet den Grad der Isolation oder Teilhabe an diesen sozialen Gemeinschaften und deren Einfluss auf Gewalthandlungen. Auf gesellschaftlicher Ebene werden Faktoren betrachtet, die aufgrund politischer Entscheidungen oder kultureller Prägungen Einfluss nehmen. Im Bereich der häuslichen Gewalt spielen geschlechtsspezifische Rollenverteilungen und damit verbundene Machtverhältnisse bei Konfliktlösungen eine wesentliche Rolle (Heise et al. 1999: 8; Hellbernd 2006: 22).

Unter Risikofaktoren werden Merkmale verstanden, die häusliche Gewalt auf Täter wie auch auf Opferseite begünstigen. Kindliche Gewalterfahrungen, insbesondere sexueller Missbrauch, erhöhen das Risiko im späteren Leben selbst Gewalt auszuüben (Löbmann/Herbers 2005: 8ff.). In der Studie zur Gewalt gegen Frauen in Deutschland (2004) konnte kein ursächlicher Zusammenhang sowohl zwischen Alkoholkonsum und Gewaltanwendung wie auch zwischen Arbeitslosigkeit und Gewalthandeln hergestellt werden. Auch auf Opferseite konnte die weit verbreitete Annahme, Bildung, Einkommen, Religion oder sozialer Status hätten Einfluss auf das Gewaltgeschehen, nicht nachgewiesen werden. Während der Kindheit erlebte Gewalthandlungen, insbesondere sexuelle Übergriffe, erhöhen das Risiko, auch im Erwachsenenleben Gewalt durch Beziehungspartner zu erleiden. Die Absicht, die bestehende Paarbeziehung zu beenden, kann schwere Gewalthandlungen auslösen und die Gefahr getötet zu werden, ist in dieser Situation erhöht (Müller et al. 2008: 18f.).

2.4 Folgen von Gewalthandlungen

Häusliche Gewalt hat Auswirkungen auf die Gesundheit von Frauen, aber auch auf die Ökonomie der Gesellschaft. Die Auswirkungen auf die Frau wurde in einer groß angelegten Untersuchung zur Gewalt gegen Frauen in Deutschland 2004 vom Bundesministerium für Familie, Senioren Frauen und Jugend (BMFSFJ) dargestellt (Müller et al. 2008: 14ff.).

Abbildung 2: Angaben von Frauen in Hinblick auf Gewalterfahrungen

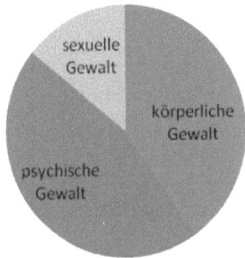

Quelle: Eigene Darstellung: Müller et al. 2008: 7

In dieser Untersuchung wurden 10.264 Frauen zwischen 16 bis 85 Jahren zu Gewalterfahrungen, ihrem Sicherheitsgefühl und ihrer psychosozialen und gesundheitlichen Situation befragt. Auf Fragen nach Gewalterfahrungen des bisherigen Lebens gaben 37 % der Frauen körperliche Gewalt, 13 % sexuelle Gewalt und 42 % psychische Gewalt an (Müller et al. 2008: 5ff.).
"Die Untersuchung bestätigte insgesamt, dass Gewalt gegen Frauen überwiegend häusliche Gewalt durch männliche Beziehungspartner ist." (Müller et al. 2008: 13)
Gewalt in der Partnerschaft hat vielfältige Auswirkungen. Es beeinflusst die Gesundheit, das Wohlbefinden und das Verhalten der Gewaltopfer. Sie nehmen Informationen und Dienstleistungen nur beschränkt in Anspruch. Die Teilhabe am öffentlichen Leben ist begrenzt und emotionale Unterstützung von Freunden und Verwandten können nur schwer angenommen werden. Den Blick auf sich selbst, auf ihre Kinder, auf ihren Arbeitsplatz und ihre Karriere vernachlässigen sie. Erkrankungen, die mit Gewalterlebnissen in Zusammenhang stehen, werden in direkte und indirekte Folgen von Gewalt unterschieden. Unter indirekten Erkrankungen werden psychische Folgeerkrankungen wie zum Beispiel

Depressionen, psychosomatische Erkrankungen oder Verhaltensänderungen verstanden, die sich negativ auf die Gesundheit auswirken (Krug et al. 2002: 100). Gewalt hat neben individuellen auch gesamtgesellschaftliche ökonomische Auswirkungen. Es entstehen Ausgaben für Polizeieinsätze, Gerichts- bzw. Prozesskosten, krankheitsbedingte Abwesenheit am Arbeitsplatz, verlorene Leistungsfähigkeit durch verfrühten Tod, Autopsien, diagnostische und therapeutische Maßnahmen, somatische und psychosomatische Langzeitfolgen, psychosoziale Betreuung und die Unterbringung von Gewaltopfern in Zufluchtsstätten. Durch häusliche Gewalthandlungen entstehen Kosten, da gewaltbetroffene Frauen gesundheitliche Probleme aufweisen und Notfalleinrichtungen häufiger aufsuchen (Krug et al. 2002: 11f.). Gesamtgesellschaftliche Kosten entstehen somit auf der Ebene des Gesundheitssystems, des Rechtssystems und des Sozialsystems (GiG-net 2008: 74).

Es existieren in Deutschland keine Untersuchungen die Folgekosten von Gewalt ermitteln. Eine Studie mit dieser Fragestellung wurde in England und Wales durchgeführt (Hellbernd et al. 2004: 29). Kosten die im Zusammenhang mit Gewalt entstanden betrugen für das Jahr 2004 eine Summe von 34 Milliarden Euro. 2 Milliarden Euro entfielen auf den Gesundheitssektor (Walby 2004: 1).

Vor diesem Hintergrund sind aus ökonomischer Sicht Präventions- und Interventionsmaßnahem gerechtfertigt, wenn gesamtgesellschaftliche Folgekosten verhindert oder verringert werden können (Hornberg et al. 2008: 23).

3 Prävention und Intervention

3.1 Formen von Prävention und Intervention

Nach Niehoff (2007: 51ff.) lassen sich die Bedeutung der Begriffe Prävention und Intervention nicht strikt voneinander trennen.

„Prävention dient der Vermeidung unerwünschter gesundheitlicher Ereignisse und greift hierzu auf Modelle der Prädikation von Krankheiten und auf Methoden der Risikobewertung zurück. Erfolgreiche Prävention verlangt leistungsfähige Konzepte der Risikokommunikation und des Risikomanagements". (*Niehoff 2007: 51*)

„Medizinische Intervention sind Maßnahmen zur medizinischen Prävention, zur medizinischen Versorgung/Diagnostik und Therapie) sowie zur Rehabilitation." (*Niehoff 2007: 59*)

Prävention lässt sich nach Niehoff (2007: 51ff.) einteilen in die medizinische Prävention, Verhaltensprävention und Verhältnisprävention. Die medizinische Prävention setzt medizinische Konzepte ein, die der Verhinderung der Entstehung von Krankheiten oder deren progressiven Verlauf dienen. Verhaltensprävention unterstützt Maßnahmen, bei denen Individuen lernen Gesundheitsgefahren zu vermeiden und sich dadurch gesundheitsförderndes Verhalten aneignen. Die Verhältnisprävention hat ihren Schwerpunkt in der Arbeits- und sozialen Umwelt und soll zur Wiederherstellung von Gesundheit führen. Bei Gewaltprävention unterscheidet die WHO (2003: 15) folgende Ebenen: die Primärprävention, die Sekundärprävention und die Tertiärprävention. Die Primärprävention umfasst Maßnahmen zur Verhinderung von Gewalt. Die Sekundärprävention betrifft die Betreuung und Behandlung von Gewaltopfern kurz nach dem Konflikt. Die Tertiärprävention unterstützt Gewaltopfer bei der Wiedereingliederung in ihr alltägliches Leben und benötigt daher längerfristige Behandlungsmaßnahmen. Besonders im Bereich der Sekundär- und Tertiärprävention haben Institutionen im Gesundheitswesen einen bedeutenden Stellenwert (Brzank 2005: 7).

Tolan und Guerra (1994: 255ff.) stellen gesellschaftliche Zielgruppen in den Mittelpunkt der Gewaltprävention. Sie unterscheiden Maßnahmen, die sich generell, ausgewählt und indiziert auf die jeweilige Zielgruppe auswirken. Generelle Maßnahmen beziehen sich auf die Gesamtbevölkerung. Sie haben eine breite Basis und versuchen bei gewaltverursachenden Faktoren eine positive

Entwicklung einzuleiten. Ausgewählte Maßnahmen beziehen sich auf Risikogruppen, die bereits kriminell geworden sind oder der Kriminalität nahe stehen. Sie versuchen festgefahrene Strukturen in Paarbeziehungen und Familien zu beeinflussen, indem Verhaltensweisen eingeübt werden, bei denen Konflikte ohne Gewalt ausgetragen werden können. Indizierte Maßnahmen sollen Gruppen zugänglich gemacht werden, die bereits Gewalt erlebt oder verursacht haben. In vielen Fällen wurden sie bereits strafrechtlich auffällig und wurden durch die Justiz an Einrichtungen wie Psychiatrien, Tageskliniken oder Einrichtungen zur stationären Behandlung überwiesen (Tolan/Guerra 1994: 255ff.).

Präventionsprogramme bedeuten unabhängig von ihrer Maßnahmenorientierung eine Herausforderung für Wissenschaft, Forschung und Bevölkerung. Die Entwicklung und Ausarbeitung solcher Programme sind sehr zeitaufwändig, die Wirkung aufgrund des individuellen Einflusses nicht vorhersehbar. Erfolge sind nur schwer messbar. Interventionen führen schneller zu messbaren Resultaten und sind praktisch orientiert. Damit häusliche Gewalt an der Quelle der Entstehung verhindert werden kann, versuchen Präventionsprogramme die Kompetenzen des Individuums zu stärken, Kommunikationsbarrieren zu durchbrechen, die Gesellschaft über Gewalt aufzuklären und interkulturelle Barrieren aufzuweichen (Lamnek et al. 2006: 183; WHO 2003: 33ff.).

3.2   Geschichtlicher Hintergrund von Prävention und Intervention

Um häusliche Gewalt gegen Frauen zu verhindern, hat der Staat zum Schutz der
Gewaltopfer juristische Reformen, polizeiliche Trainingsangebote und
Einrichtungen zur Unterbringung von Gewaltopfern eingeführt. Außerdem
entstanden Programme zum Umgang mit Gewalttätern und die
Informationsverbreitung über Hilfseinrichtungen für gewaltbetroffene Frauen wurde
ausgebaut (Krug et al. 2002: 103f.).

In entwickelten Ländern haben sich seit 1980 unter dem Druck von
Frauenaktivistinnen Frauenhäuser entwickelt. Mit der Etablierung von
Zufluchtsstätten für gewaltbetroffene Frauen wurde eine der wichtigsten
Rahmenbedingung für gewaltbetroffene Frauen getroffen. Um die Sicherheit der
Unterkunft zu gewährleisten sind die Standorte der Frauenhäuser nicht öffentlich
bekannt. Informationen werden durch informelle Netzwerke weitergegeben. (Krug
et al. 2002: 104ff.).

Um Frauen das Gefühl von Sicherheit vor ihrem Peiniger zu geben, werden diese
in Gewahrsam genommen. 1984 wurde diese Form von Arrest häufig
angewendet. Die inhaftierten Gewalttäter wurden rasch den Gerichten, die sich
auf häusliche Gewalt spezialisiert hatten, vorgestellt. Dieser Umgang mit
Gewalttätern sollte die gesellschaftliche Ablehnung von häuslicher Gewalt
demonstrieren (Krug et al. 2002: 105f.).

Darüber hinaus haben Frauenaktivistinnen Gewalttäter an ihren Arbeitsplätzen
und ihren Wohnorten bloßgestellt. Sowohl die Arbeitsplätze als auch die Wohnorte
wurden von den Frauen bestreikt und standen so im Zentrum des öffentlichen
Interesses.

Die Verfahrensweise mit Gewalttätern hat ihren Ursprung in den Vereinigten
Staaten von Amerika und verbreitete sich über Australien, Kanada bis nach
Europa. Viele dieser Behandlungen bearbeiten Themen, in denen
geschlechtsspezifische Rollen diskutiert werden. Außerdem soll in der Behandlung
Kompetenzen erlernt, werden durch die der Gewalttäter Stress und Ärger abbauen
und für seine Handlungen Verantwortung übernehmen kann.

Untersuchungen haben ergeben, dass durch diese Form der Kompetenzschulung,
Gewalttäter bis zu 2 Jahre gewaltfrei oder bei Gewalttaten die gewaltfreie zeitliche
Zwischenphase länger war (Tolman/Edleson 1995: 11f.).

Bemühungen von Seiten des Staates, die Gewaltopfer schützen und Gewalttäter sanktionieren soll, haben nur in Verbindung mit Programmen Erfolg, die an einer institutionellen Kulturveränderungen arbeiten (Krug et al. 2002: 103).

3.3 Anwendung von Prävention und Intervention im Gesundheitssystem

Das Gesundheitswesen hat einen entscheidenden Stellenwert im Umgang mit gewaltbetroffene Frauen. Hier erfahren sie Erstversorgung, psychologische Betreuung und Vermittlung zu weiterführenden Einrichtungen (Brzank et al. 2004: 165).

Im Rahmen der S.I.G.N.A.L.-Begleitforschung wurden 806 Frauen zwischen 16 und 60 Jahren, die häusliche Gewalt erlebt haben und Erste-Hilfe-Maßnahmen in Anspruch genommen haben, danach befragt, welche Einrichtungen des Gesundheitswesens sie aufgesucht haben. 23,5 % der Frauen gingen in Notfallaufnahmen, 32,5 % suchten Hilfe in niedergelassenen Praxen und 10,3 % wurden stationär versorgt (Brzank et al. 2004: 168).

Abbildung 3: Nutzung von Einrichtungen im Gesundheitswesen

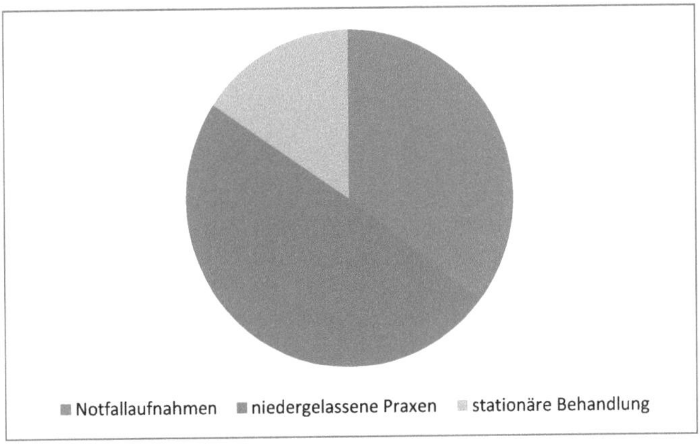

■ Notfallaufnahmen ■ niedergelassene Praxen ▦ stationäre Behandlung

Quelle: Eigene Darstellung in Anlehnung an Brzank et al. 2004: 168

Damit Frauen Hilfe in Anspruch nehmen, müssen eine Reihe von Hindernissen überwunden werden. Frauen müssen ihre Situation erkennen und verändern wollen und sich darüber hinaus der Kontrolle und Isolation des Gewalttäters entziehen können. An diesem Prozess ist das soziale Umfeld maßgeblich beteiligt. Durch Gespräche im Familien- und Freundeskreis können Lösungswege gefunden und Verhaltensmuster durchbrochen werden (Müller et al. 2008: 29ff.).

Wenn die von Gewalt betroffene Frau einen Arzt aufsucht, sollte dieser aus den Symptomen eine Gewaltproblematik erkennen und sie bei begründetem Anlass an das juristische System weiterleiten. Damit das Gesundheitssystem auf

Gewaltopfer richtig reagieren kann, müssen Standards in der Versorgung, Dokumentation und Nachbehandlung von gewaltbetroffenen Frauen festgelegt werden, um daraus geeignete Präventions- und Interventionsmaßnahmen abzuleiten (Müller et al. 2008: 29ff.).

In einer Untersuchung in Kalifornien wurden 583 Ärzte aus den Bereichen der Allgemeinmedizin, der inneren Medizin und der Gynäkologie zu ihrem direkten Nachfrageverhalten bei einem Gewaltverdacht befragt.

Tabelle 1: Routinemäßiges Befragen von Gewalt

Clinical Situation	Familiy Medicine (n= 149)	Internal Medicine (n= 115)	Obstetrics/ Gynecology (n= 136)	Weighted Overall (N= 400)
Evidence of injury	80	76	84	79
New patient	10	6	17	10
Routine checkup	14	7	10	9
First prenatal visit	12	NA§	14	11

Quelle: Rodriguez 1999: 471

79 % aller Ärzte gaben an, dass sie nach Gewalterlebnissen fragen, wenn ein Unfall vorliegt. Seltener werden Patientinnen befragt, die sich erstmals vorstellen, zu Routineuntersuchungen kommen oder zum ersten Mal schwanger sind. Liegt ein Gewaltgeschehen vor, erörtern 91 % der Ärzte das Thema Sicherheit mit ihren Patientinnen.

Die Ursache der ärztlichen Nichtermittlung von Partnergewalt liegt bei den Patientinnen selbst, zwischen Arzt und Patientin und beim Arzt selbst. Die hauptsächliche Barriere der Patientin liegt zu 82 % in der Angst vor dem Partner und zu 78 % darin, dass es keine Offenbarungspflicht für Patientinnen gibt. Die größte Barriere von Arzt und Patientin liegt zu 56 % in der kulturellen Differenz.

Die Barriere des Arztes liegt zu 39 % der befragten Ärzte im Fehlen von Training, 37 % im Fehlen von Zeit, 30 % im Fehlen von Ressourcen und 18 % in der Sinnlosigkeit (Rodriguez 1999: 471ff.).

Abbildung 4: Hindernisse zur Identifikation von Gewalt

Quelle: Rodriguez 1999: 472

Table 4. Major Barriers to Physician Identification of Intimate Partner Abuse and Referral of Patients

Major Barriers	Weighted Overall % (95% CI)*
Patient-related barriers	
Fear of retaliation	82 (78-86)
Lack of disclosure	78 (74-82)
Fear of police involvement	55 (50-60)
Lack of follow-up	52 (47-57)
Mutual barriers	
Cultural differences	56 (51-61)
Lack of privacy	48 (43-52)
Language differences	39 (34-43)
Provider-related barriers	
Lack of training	39 (34-44)
Lack of time	37 (32-42)
Lack of resources/referrals	30 (25-35)
Sense of inefficacy	18 (15-22)

*CI indicates confidence interval.

Die Kritik an Studien, die sich mit Partnergewalt auseinandersetzen, richtet sich an den Studienaufbau. Meist sind es keine randomisierten klinischen Studien und können daher keine Aussagen darüber treffen, welchen Erfolg Interventionen haben. Um Auswertungen vorzunehmen müssen Standards festgelegt werden. Frauen müssen von ihrer Gewalterfahrung berichten und angeben, ob sie Hilfe möchten und wenn, welche Form der Hilfe. Es ist schwierig Partnergewalt zweifelsfrei festzustellen. Der Arzt ist auf die wahrheitsgetreuen Angaben seiner Patientin angewiesen. Um Ergebnisse von Interventionen richtig zu erfassen ist es wichtig nicht nur in Zufluchtsstätten Befragungen durchzuführen, sondern auch im Alltagsleben. Zum Beispiel ob die Patientin wieder in einer Beziehung lebt oder zu ihrem Partner zurückgegangen ist. Ergebnisse von Intervention sind kritisch zu hinterfragen, da die Patientinnen häufig selbst den Erfolg des Interventionsprogramms beurteilen (Zink/Putnam 2005: 365ff.).

3.4   S.I.G.N.A.L. Interventionsprogramm

Im Oktober 1999 entschied der Vorstand des Berliner Universitätsklinikums Benjamin Franklin, das Modellprojekt S.I.G.N.A.L. einzurichten. Es orientiert sich an angloamerikanischen Vorbildern. Das Konzept sah vor, die Gesundheitsversorgung von gewaltbetroffenen Frauen zu optimieren, indem Modelle zur Versorgung von Frauen entwickelt und an ihnen getestet wurden. Anfangs kam das Projekt in der Notfallversorgung zum Einsatz, später wurde es auf Bereiche der Versorgung ausgeweitet. Zur Entwicklung des Projekts wurde eine Projektsteuerungsgruppe gegründet. Diese Gruppe war verantwortlich für das gesamte Projekt. Sie entwickelte und setzte Modellansätze um, sorgte für das Marketing, für adäquate Liquidität und weitere administrative Aufgaben. Die Gruppe bestand aus internen und externen Klinikteilnehmern. Um Mitarbeiter des Gesundheitswesens für Gewalt zu sensibilisieren und das Verständnis für Intervention zu fördern, hat man Weiterbildungskurse angeboten. Der erste zweitägige Basiskurs fand 2001 zum ersten Mal statt und wurde von 122 Teilnehmern belegt. Darüber hinaus wurden Unterlagen zur Dokumentation von Gewalt entwickelt. die in Rechtsfragen juristisch verwertbar sind. (Hellbernd et al. 2005: 332ff.).

Das S.I.G.N.A.L.-Interventionsprogramm sieht vor, Opfer von Gewalt durch adäquate Befragungen, Dokumentationen, Behandlung und Unterstützung zu fördern. Unter anderem werden Schutzmaßnahmen eingeleitet und den betroffenen Frauen Beratungs- und Weiterbehandlungsmöglichkeiten angeboten. Das Programm richtet sich an Mitarbeiter des Gesundheitswesens und an Frauen, deren erste Anlaufstelle Institutionen des Gesundheitswesens sind. Dabei orientiert sich das Programm an internationalen Standards und versucht Versorgungsdefizite abzudecken.

Jeder Buchstabe im Wort S.I.G.N.A.L. verkörpert einen eigenen therapeutischen Nutzen (Brzank 2005: 8f.):

Abbildung 5: S.I.G.N.A.L.-Akronym

S   Sprechen Sie die Patientin an, signalisieren Sie ihre Bereitschaft. Frauen öffnen sich, wenn sie spüren, dass ihre Situation verstanden wird.

I   Interview mit konkreten einfachen Fragen. Hören Sie zu, ohne zu urteilen. Den meisten Frauen fällt es schwer, über Gewalterlebnisse zu sprechen.

G   Gründliche Untersuchung alter und neuer Verletzungen. Verletzungen in unterschiedlichen Heilungsstadien können Hinweise auf häusliche Gewalt sein.

N   Notieren und dokumentieren Sie alle Befunde und Angaben, so dass sie gerichtsverwertbar sind.

A   Abklären des aktuellen Schutzbedürfnisses. Schutz und Sicherheit für die Patientin sind Grundlage und Ziel jeder Intervention.

L   Leitfaden mit Notrufnummern und Unterstützungsangeboten anbieten. Frauen werden zu einem für sie richtigen Zeitpunkt von ihnen Gebrauch machen.

Quelle: Hellbernd et al. 2005: 14

Um Opfer häuslicher Gewalt unterstützen zu können, müssen sie als solche erkannt werden. Beispielsweise werden sie in einer Notfalleinrichtung vorstellig oder unterziehen sich einer ärztlichen Anamnese. Dabei spielen situative Faktoren, die Lage und Art der Verletzungen, typische Beschwerdebilder, gynäkologische Aspekte und Aspekte der Schwangerschaftsversorgung, sowie das gesundheitliche Verhalten eine große Rolle. Situative Faktoren wie ängstliches und nervöses Verhalten und/ oder das Verstecken von Verletzungen können erste Anzeichen für häusliche Gewalt darstellen. Auch typische Verletzungen und Verletzungsmuster an Unterarmen, Kopf, Gesicht, Nacken, Brust, Rücken und/ oder Bauch sind zu berücksichtigen. Patientinnen, die unter psychischen Beschwerdebildern wie Depressionen, Panikattacken, Schlafstörungen, posttraumatische Belastungsstörungen leiden, sollten nach den Ursachen für diese Störungen befragt werden. Besonders Frauen, die bei gynäkologischen Untersuchungen über Schmerzen klagen, unter konstanten Unterbauchschmerzen leiden, Schwangerschaftskomplikationen aufweisen und ihre Gesundheit nicht adäquat einschätzen können, sollten von medizinischem Personal unter dem Aspekt der möglichen Gewaltbetroffenheit besonders sensibel behandelt werden.(Hellbernd 2006: 49f.).

Nach eingehender anamnestischer Befragung kann ein Verdachtsmoment bestätigt oder ausgeräumt werden. Wenn sich ein Verdachtsmoment durch Aussagen des Gewaltopfers bestätigt, wird das S.I.G.N.A.L.-Interventionsprogramm gestartet.

Abbildung 6: Start des S.I.G.N.A.L.-Interventionsprogramm

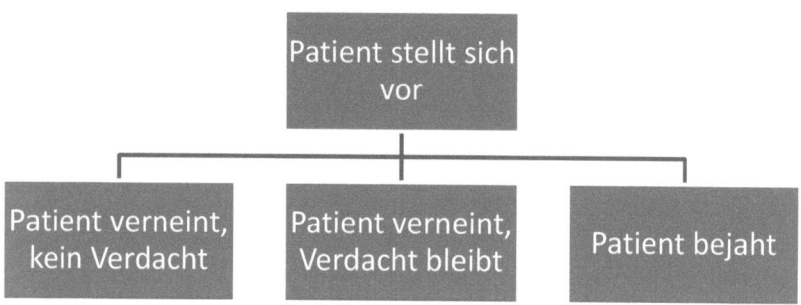

Quelle: Eigene Darstellung in Anlehnung an Hellbernd 2006: 65

Bestätigt die Patientin den geäußerten Verdacht nicht, muss diese Aussage von den Mitarbeitern akzeptiert werden (Hellbernd 2006: 65).

Das Programm sieht bei einer Bestätigung des Verdachts folgende Abläufe vor:

Abbildung 7: Ablauf des S.I.G.N.A.L.-Interventionsprogramm

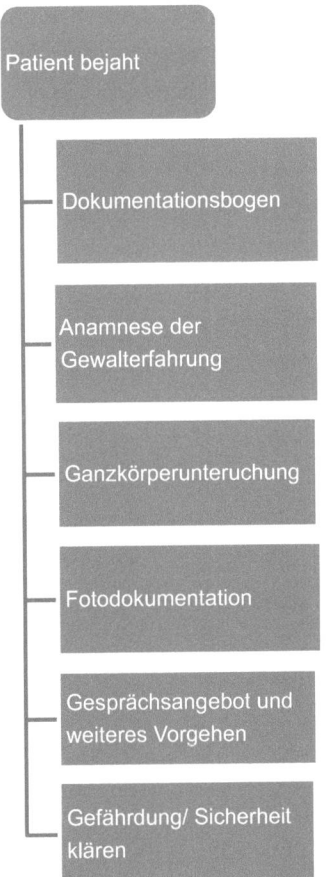

Quelle: Eigene Darstellung in Anlehnung an Hellbernd 2006: 51

Das Ausmaß von Gewalt muss dokumentiert werden. Die Art der Dokumentation ist ein wichtiges Beweismittel für die Einleitung juristischer Schritte und sollte daher detailgetreu und nachvollziehbar sein. Wichtig sind Angaben zur eigenen Person und zu der des Gewalttäters. Die Form ihrer Beziehung und des häuslichen Umfeldes sollte besprochen und der Tathergang in den Worten des Gewaltopfers festgehalten werden. Die Art der Verletzung muss dokumentiert werden sowie das juristische Vorgehen und andere Arten der Unterstützung (Hellbernd 2006: 51).

In einem Gespräch sollte der Patientin die Wichtigkeit des Verfahrens durch deutliche Fragen vermittelt werden, da ihre Angaben nicht alleine der Feststellung des Tathergangs dienen, sondern auch die weitere Vorgehensweise sowie die Einleitung weiterer Sicherheitsschritte beeinflussen Es muss ermittelt werden, ob Kinder unter den Folgen der häuslichen Konfliktsituation leiden und inwieweit sie von Gewaltübergriffen bedroht sind. Außerdem muss entschieden werden, ob das Gewaltopfer in ihr häusliches Umfeld zurück möchte oder in eine Zufluchtseinrichtung weitervermittelt werden soll (Hellbernd 2006: 53ff.).

Die Fotodokumentation unterstützt die Patientenaussage und hält Verletzungen fest. Sie bedarf des Einverständnisses der Patientin und wird im Rahmen der Ganzkörperuntersuchung angewendet (Hellbernd 2006: 52).

Um die Dokumentation sowie das gesamte weitere Vorgehen für Mitarbeiter des Gesundheitswesens zu erleichtern, wurden Dokumentationsbögen entwickelt und Mitarbeiterschulungen angeboten (Brzank 2005: 9f.).

Im angloamerikanischen Raum führte die Einführung von derartigen Interventionsprogrammen dazu, dass von Gewalt betroffene Frauen medizinische Institutionen als Orte der Prävention und Intervention wahrnehmen (Hellbernd et al. 2005: 332).

3.5   Nutzen von Prävention und Intervention

Um eine erfolgreiche Anwendung von Interventions- und Präventionsprogrammen zu gewährleisten ist die Sicherstellung von Forschungsarbeiten sowie ein fundierter Kenntnisstand der Problemstellung Grundvoraussetzung (WHO 2003: 15). Dabei ist zu berücksichtigen, dass die Programme auf wissenschaftlichen Erkenntnissen basieren und so früh wie möglich an den Täter und sein Opfer herangetragen werden sollten (WHO 2003: 33).

In zehn Untersuchen wurden 1.527 Frauen zwischen 16 und 61 Jahren in Bezug auf direkte und indirekte Intervention befragt. Direkte Intervention bezieht sich auf die direkte Versorgung von Gewaltopfern. Die indirekte Intervention versucht, bei der Bewältigung und Verarbeitung von Gewalt die eigenen Ressourcen der Frau zu stärken. Zusätzlich wird zwischen kurzer Intervention, bis zu 12 Stunden und intensiver Intervention, ab 12 Stunden und mehr unterschieden. Es gibt Ergebnisse, die belegen, dass Frauen weniger körperlich missbraucht werden, wenn sie intensive Intervention erfahren haben. Die Erfolgsdauer beträgt durchschnittlich 1 - 2 Jahre. Bei emotionalem Missbrauch sind die positiven Auswirkungen jedoch unterschiedlich. Durch das Angebot der Interventionsprogramme nehmen Frauen häufiger Zufluchtsstätten in Anspruch. Diese Schutzsuche wirkt sich positiv auf ihre physische und psychosoziale Verfassung aus. Es kann keine Aussage darüber getroffen werden, ob Intervention innerhalb der Paarbeziehung greift, wenn Opfer und Täter weiterhin zusammen leben. Wissenschaftliche Ergebnisse darüber, ob Interventionen häusliche Gewalt verhindern oder reduzieren, liegen nicht vor.

Die positiven Auswirkungen von kurzer oder längerer Intervention (über 12 Stunden) sind unterschiedlich und der Erfolg ist nicht messbar. Auswirkungen der kurzen Intervention auf schwangere Frauen, die leichten körperlichen Missbrauch erfahren haben, zeigen jedoch ein signifikant positives Ergebnis. Bei diesen Frauen kommt es weniger häufig zu einer Wiederholung von körperlicher und emotionaler Gewalterfahrung sowie seltener zu Depressionen nach der Geburt (Ramsey et al. 2009: 3ff.).

4   Diskussion und Ausblicke

Unsere in der Einleitung formulierte Frage nach der Wirksamkeit von Präventions- und Interventionsprogrammen bei gewaltbetroffenen Frauen kann nicht uneingeschränkt positiv beantwortet werden.

Einrichtungen, die das S.I.G.N.A.L.- Interventionsprogramm anwenden, geben eine bessere Transparenz zwischen Gewalttat und Erkrankung an.

Datenschutzrechtliche Bestimmungen verhindern in Deutschland eine Ermittlung der Folgekosten, die durch Gewalthandlungen entstehen. Eine Erhebung mit dieser Fragestellung wurde in England und Wales durchgeführt. Die Ergebnisse begründen auch ökonomisch die Notwendigkeit wirksamer Präventionsprogramme.

Um gesundheitliche Probleme und gesamtgesellschaftliche Kosten zu vermindern, halten wir die Entwicklung und Gestaltung von Primärpräventionsprogrammen für sinnvoll, da diese ihren Ansatz in der Vermeidung der Entstehung von Gewalt haben. Eigene Gewalterfahrungen sowie gewalttätige Auseinandersetzungen der Eltern während der Kindheit sind wissenschaftlich belegte Risikofaktoren, die sowohl zu Gewaltausübung wie auch zu Gewaltbetroffenheit führen können. Programme, die auf dieser gesellschaftlichen Ebene eingesetzt werden, bewerten wir daher positiv.

Es zeigte sich, dass die Datenlage zu Gewaltbetroffenheit von Frauen in Paarbeziehungen umfangreicher war als die gewaltbetroffener Männer. Dies führen wir darauf zurück, dass sich erst allmählich eine gesellschaftliche Wahrnehmung männlicher, meist psychischer Gewaltbetroffenheit entwickelt. Die Frage, ob dies zu relevanten Erkrankungen führt, sollte durch weitere Forschung beantwortet werden.

Einen positiven Zusammenhang zwischen der Verbesserung der gesundheitlichen Situation gewaltbetroffener Frauen oder geringeren Folgekosten aufgrund der Wirksamkeit von Präventions- und Interventionsmaßnahmen konnten wir durch die von uns bearbeiteten Studien nicht herstellen.

Literaturverzeichnis

Brzank, P.; Hellbernd, H.; Maschewsky-Schneider, U. (2004): Häusliche Gewalt gegen Frauen: Gesundheitsfolgen und Versorgungsbedarf – Ergebnisse einer Befragung von Erste-Hilfe-Patientinnen im Rahmen der S.I.G.N.A.L.- Begleitforschung. Gesundheitswesen 66(3): 164-9.

Brzank, P. (2005): Häusliche Gewalt gegen Frauen: gesundheitliche Versorgung. Das S.I.G.N.A.L.-Interventionsprogramm. Materialien zur Implementierung von Interventionsprogrammen. Berlin. Gefördert vom Bundesministerium für Familien, Senioren, Frauen und Jugend.

Brückner, M. (1998): Wege aus der Gewalt gegen Frauen und Mädchen. Eine Einführung. Frankfurt a. M.: Fachhochschulverlag.

Buskotte, A. (2007): Gewalt in der Partnerschaft: Ursache, Auswege, Hilfen. Düsseldorf: Patmos-Verlag.

GiG-net - Forschungsnetz Gewalt im Geschlechterverhältnis (Hg.) (2008): Gewalt im Geschlechterverhältnis. Erkenntnisse und Konsequenzen für Politik, Wissenschaft und Soziale Praxis. Verlag Barbara Budrich: Opladen.

Hagemann-White, C.; Lenz, H. J. (2002): Gewalterfahrungen von Männern und Frauen. In: Hurrelmann, K.; Kolip, P. (Hg.). Geschlecht, Gesundheit und Krankheit. 460-87.

Heise, L.; Ellsberg, M.; Goettemoeller, M. (1999): Ending Violence against Woman. Baltimore. Centre for Health and Gender Equity – CHANGE, John Hobkins University School of Public Health.

Hellbernd, H.; Brzank, P.; Wieners, K.; Maschewsky-Schneider, U. (2004): „Häusliche Gewalt gegen Frauen. Das SIGNAL Interventionsprogramm. Handbuch für die Praxis, Wissenschaftlicher Bericht." Gefördert mit Mitteln des Bundesministeriums für Familie, Senioren, Frauen und Jugend. Berlin. http://bmfsfj.de/bmfsfj/generator/BMFSFJ/Service/Publikationen/publikation en,did=18204.html (eingesehen am 15.12.2009)

Hellbernd, H.; Brzank, P.; May, A.; Maschewsky-Schneider, U. (2005): Das S.I.G.N.A.L. Interventionsprogramm gegen Gewalt an Frauen. Bundesgesundheitsblatt-Gesundheitsforschung Gesundheitsschutz 48(3): 329-36.

Hellbernd, H. (2006): Gewalt gegen Frauen: gesundheitliche Versorgung. Das S.I.G.N.A.L.-Interventionsprogramm. Curriculum. Bundesministerium für Familie, Senioren, Frauen und Jugend. Berlin.

Hornberg, C.; Schröttle, M.; Bohne, S.; Khelaifat, N.; Pauli, A.; Horch, K. (2008): Gesundheitliche Folgen von Gewalt: unter besonderer Berücksichtigung von häuslicher Gewalt gegen Frauen. Gesundheitsberichterstattung des Bundes. Heft 42, Robert Koch-Institut (Hg.): Berlin.

Krug, E. G.; Dahlberg, L. L.; Mercy, J. A.; Zwi, A. B.; Lozano, R. (2002): World report on violence and health. WHO (Hg.): Genf. http://whqlibdoc.who.int/publications/2002/9241545615_eng.pdf. (eingesehen am 22.01.2010)

Lamnek, S.; Luedtke, J.; Ottermann, R. (2006) Tatort Familie. Häusliche Gewalt im gesellschaftlichen Kontext. 2. Auflage. Wiesbaden: VS Verlag für Sozialwissenschaften.

Leopold, B.; Kavemann, B.; Schirrmacher, G.; Hagemann-White, C. (2002): Fortbildungen für die Intervention bei häuslicher Gewalt. BMFSFJ (Hg.) Stuttgart, Berlin, Köln.

Löbmann, R.; Herbers, K. (Hg.) (2005): Mit BISS gegen häusliche Gewalt. Evaluation des Modellprojekts „Beratungs- und Interventionsstellen (BISS) für Opfer häuslicher Gewalt" in Niedersachsen. Hannover, Niedersächsisches Ministerium für Soziales, Frauen, Familie und Gesundheit.

Luedtke, J. (2008): Gewalt in der Partnerschaft. In: Dessecker, A.; Egg, R. (Hg.): Gewalt in privaten Raum. Aktuelle Formen und Handlungsmöglichkeiten. Kriminologische Zentralstelle: Wiesbaden.

Meuser, M. (2002): „Doing Masculinity"-Zur Geschlechtslogik männlichen Gewalthandelns. In: Schäfer, R.; Dackweiler, R. M. (Hg.): Gewalt - Verhältnisse. Feministische Perspektiven auf Geschlecht und Gewalt. Frankfurt a. M./New York: Campus, 53-56.

Müller, U.; Schröttle, M.; Glammeier, S. (2008): Lebenssituation, Sicherheit und Gesundheit von Frauen in Deutschland. Eine repräsentative Untersuchung zu Gewalt gegen Frauen in Deutschland. Zusammenfassung zentraler Studienergebnisse (Stand 2004). Bundesministerium für Familie, Senioren, Frauen und Jugend (Hrsg.): Berlin.

Niehoff, J. (2007): Gesundheitssicherung. Gesundheitsversorgung. Gesundheitsmanagement. Grundlagen, Ziele, Aufgaben, Perspektiven. Medizinische Wissenschaftliche Verlagsgesellschaft: Berlin.

Ramsay, J.; Carter, Y.; Davidson, L.; Dunne, D.; Eldridge, S.; Hegarty, K.; Rivas, C.; Taft, A.; Warburton, A.; Feder, G. (2009): This Advocacy interventions to reduce or eliminate violence and promote the physical and psychosocial well-being of women who experience intimate partner abuse. Cochrane Database of Systematic Reviews 2009, Issue 3. Art. No. CD005043. DOI: 10.1002/14651858.CD005043.pub2.

Rodriguez, M. A.; Bauer H. M.; McLoughlin, E.; Grumbach, K. (1999): Screening and intervention for intimate partner abuse. Practices and attitudes of primary care physicians. JAMA 282 (5): 468-474.

Tolan, P. H.; Guerra, N. G.(1994): Prevention of juvenile delinquency. Current status and issues. Journal of Applied and Preventive Psychology 3: 251-273.

Tolman, R. M.; Edleson, J. L. (1995): Intervention for men who batter: A review of research. In: Stith SR, Staus MA, eds. Understanding partner violence: Prevalence, causes, consequences and solutions. Minneapolis, MN: National Council on Family Relations, 262–273.

Walbly, S. (2004): "The costs of domestic violence." Funded by Department of Trade and Industry. Woman and Equality Unit. London. http://www.equalities.gov.uk/pdf/Summ_cost_of_domestic_violence_Sep20 04.pdf. (eingesehen am 12.01.2010)

WHO (Hrsg.) (2003): Weltbericht Gewalt und Gesundheit. Zusammenfassung. Weltgesundheitsorganisation, Regionalbüro Europa: Kopenhagen.

Zink, T.; Putnam, F. (2005): Intimate partner violence research in the health care setting. What are appropriate and feasible methodological standards. Journal of Interpersonal Violence 20 (4): 365-372

Abbildungsverzeichnis

Tabellenverzeichnis

Anhang

Cochrane Library: 29.11.2009

ID	Search	Hits
#1	MeSH descriptor Domestic Violence explode all trees	460
#2	"Domestic Violence":ti,ab	101
#3	(#1 OR #2)	411
#4	MeSH descriptor Crisis Intervention explode all trees	111
#5	"Crisis Intervention":ti,ab	59
#6	(#4 OR #5)	157
#7	(#3 AND #6)	2

EMBASE: 29.11.2009

No.	Query Results	Resuluts
#8	#3 AND #6 AND ([meta analysis]/lim OR [systematic review]/lim) AND ([english]/lim OR [german]/lim) AND [humans]/lim AND [embase]/lim	3
#7	#3 AND #6	250
#6	#4 OR #5	7,036
#5	'women`s health':ab,ti AND [humans]/lim AND [embase]/lim	4,513
#4	'women`s health'/exp AND [humans]/lim AND [embase]/lim	3,130
#3	#1 OR #2	16,380
#2	'domestic violence':ab,ti AND [humans]/lim AND [embase]/lim	1,640
#1	'domestic violence'/exp AND [humans]/lim AND [embase]/lim	16,245

Medline: 29.11.2009

Search	Most Recent Queries	Result
#22	Search #13 AND #17 AND #21 Limits: Humans, Meta-Analysis, Review, English, German	1
#21	Search #19 OR #20 Limits: Humans, Meta-Analysis, Review, English, German	537
#20	Search "Women's Health Services"[tiab] Limits: Humans, Meta-Analysis, Review, English, German	9
#19	Search "Women's Health Services"[Mesh] Limits: Humans, Meta-Analysis, Review, English, German	533
#17	Search #15 OR #16 Limits: Humans, Meta-Analysis, Review, English, German	396
#16	Search "Crisis Intervention"[tiab] Limits: Humans, Meta-Analysis, Review, English, German	133
#15	Search "Crisis Intervention"[Mesh] Limits: Humans, Meta-Analysis, Review, English, German	344
#13	Search #11 OR #12 Limits: Humans, Meta-Analysis, Review, English, German	2959
#12	Search "Domestic Violence"[tiab] Limits: Humans, Meta-Analysis, Review, English, German	344
#11	Search "Domestic Violence"[Mesh] Limits: Humans, Meta-Analysis, Review, English, German	2902

BEI GRIN MACHT SICH IHR WISSEN BEZAHLT

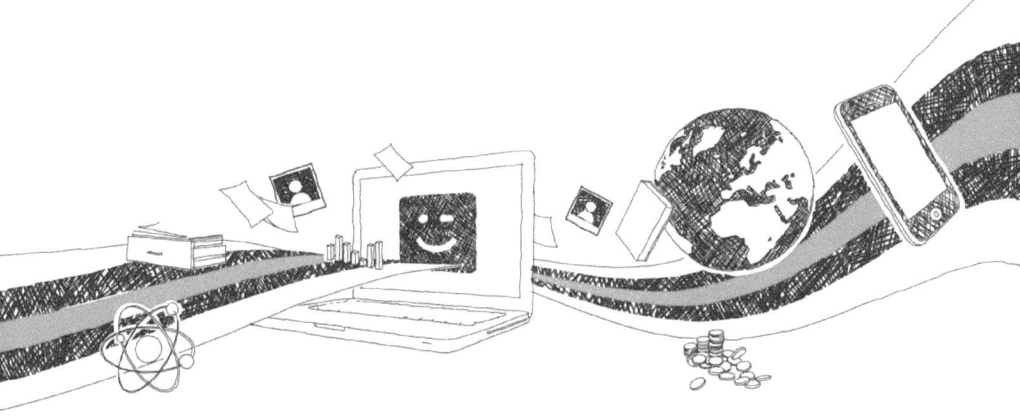

- Wir veröffentlichen Ihre Hausarbeit,
  Bachelor- und Masterarbeit

- Ihr eigenes eBook und Buch -
  weltweit in allen wichtigen Shops

- Verdienen Sie an jedem Verkauf

**Jetzt bei www.GRIN.com hochladen
und kostenlos publizieren**

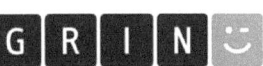